PRÉCIS SOMMAIR

SUR LE

CHOLERA-MORBUS

ÉPIDÉMIQUE.

SES PREMIERS SYMPTOMES.

SUIVI DE QUELQUES CONSEILS

AUX GENS DU MONDE,

SUR LES PREMIERS SECOURS A DONNER AU MALADE,
AVANT L'ARRIVÉE DU MÉDECIN,

ET LES SOINS HYGIÉNIQUES A PRENDRE CONTRE CETTE
MALADIE,

Par **J. LE COEUR,** *de Caen,*

(*Calvados*),

Bachelier ès-sciences, Candidat en Médecine, Élève des Hôpitaux
civils de Paris.

Principiis obsta : serò medicina paratur
Cùm mala per longas invaluere moras.

Prix : 75 *Centimes.*

PARIS. MAI 1832.

Se vend au profit des Indigens.

A CAEN,

CHEZ LES PRINCIPAUX LIBRAIRES.

Id 7/8

PRÉCIS SOMMAIRE

SUR LE

Cholera-Morbus

ÉPIDÉMIQUE,

SES PREMIERS SYMPTOMES,

ET LES MOYENS LES PLUS PROPRES A LES COMBATTRE;

SUIVIS

DE QUELQUES CONSEILS AUX GENS DU MONDE,
SUR LES SOINS HYGIÉNIQUES A PRENDRE CONTRE CETTE
MALADIE,

Par **J. LE COEUR**, *de Caen*,
(*Calvados*),

Bachelier es-sciences, Candidat en Médecine, Élève des Hôpitaux
civils de Paris.

Principiis obsta : sero medicina paratur
Cùm mala per longas invaluere moras.

Prix : 75 Centimes.

Se vend au profit des Indigens attaqués du Cholera.

A CAEN,

CHEZ LES PRINCIPAUX LIBRAIRES.

PARIS. MAI 1832.

A

MES CONCITOYENS.

J. LE COEUR.

AVERTISSEMENT.

Il semble, au premier abord, qu'il soit impossible de rien dire de nouveau sur le Cholera-Morbus, ni sur les moyens de s'en préserver ou de s'en guérir, après tout ce qui a été écrit à ce sujet, depuis un an et plus que tous les esprits en sont préoccupés.

Les dissertations sur cette maladie, faites la plupart du temps par des médecins qui n'avaient jamais été à même de l'étudier, ont paru de tous côtés ; il n'y a pas de libraire qui n'ait eu le monopole d'un, ou même de plusieurs Ouvrages de ce genre.

Je ne prétends ici faire la critique
d'aucune de ces brochures. Un tel rôle
me siérait mal, à moi qui entre à peine
dans la carrière médicale. Je sens d'ailleurs moi-même toute l'indulgence que
réclame mon travail ; et ces divers
écrits n'eussent-ils pour la plupart que
le seul mérite d'avoir été dictés par une
prudente et louable bienveillance, on
devrait encore, à ce titre, de la recon-
naisance à leurs auteurs, d'avoir donné
par avance de sages préceptes hygièni-
ques, au moyen desquels chacun peut,
sinon se soustraire entièrement aux influences épidémiques, au moins en
diminuer de beaucoup les effets.

Le but que je me suis proposé en
écrivant ce peu de pages est de donner,
d'après ce que m'a appris l'observation,
quelques considérations sur le Cholera-
Morbus, et sur ses moyens curatifs.

J'indiquerai de préférence ceux que tout le monde peut mettre facilement en usage, et que j'ai vu le mieux réussir.

Je les ferai suivre des moyens hygiéniques que j'ai reconnu les plus propres à s'opposer au développement de cette maladie.

Je m'abstiendrai, autant que possible, de toute considération scientifique, et ferai en sorte de me tenir constamment à la portée des personnes qui, étrangères à la médecine, voudront bien me lire : c'est pour elles surtout que j'écris.

Je les préviens que je serai seulement historien fidèle, et qu'en fait surtout de ce qui est du traitement, je n'avancerai rien que je n'aie vérifié par l'expérience, tant à l'Hôtel-Dieu de Paris, qu'au poste médical du 12ᵉ arrondissement, auquel j'ai été attaché depuis viij

l'invasion de l'épidémie, et où j'ai eu occasion de voir et de traiter de nombreux cholériques.

Ce résultat de mes observations, je m'estime trop heureux de pouvoir l'offrir à mes Concitoyens, et je me regarderai comme amplement récompensé s'ils l'accueillent avec bienveillance, et s'il me vaut un léger titre à leur reconnaissance.

Paris, 5 Mai 1832.

PRÉCIS SOMMAIRE

CHOLERA-MORBUS

ÉPIDÉMIQUE.

Du Cholera - Morbus.

Le Cholera-Morbus est une affection caractérisée au début par des selles, et des vomissemens plus ou moins répétés, des crampes dans les mollets, les bras et les doigts, et souvent tout le long de l'épine dorsale; une tendance très-grande de tout le corps, et surtout du nez et des extrémités tant inférieures que supérieures au refroidissement, et par une suspension totale de toute excrétion urinaire.

Le malade conserve son intelligence jusqu'à la fin; mais il est plongé dans un abattement profond, une sorte d'anéantissement, d'où il ne sort que momentanément, et par la violence des douleurs que lui font éprouver les crampes.

Les traits sont bientôt frappés d'une altération caractéristique, les yeux s'enfoncent dans l'orbite, les lèvres et la langue deviennent froides, et prennent une teinte violacée; les doigts, des mains surtout, semblent ridés, flétris, les

I

ongles deviennent pourpres, puis violets, et le pouls s'affaisse par degrés, pour devenir bientôt insensible (*).

Tous ces symptômes ne se trouvent pas constamment réunis chez le même individu ; ils peuvent manquer en partie, mais leur ensemble constitue le Cholera proprement dit.

Quant à la distinction du Cholera-Morbus en sporadique et en épidémique, elle se rattache tout-à-fait à la manière dont sévit cette maladie, selon qu'elle frappe isolément quelques individus, ou bien qu'elle exerce ses ravages sur des populations entières. C'est ainsi qu'elle règne à des époques plus ou moins rapprochées aux Indes-Orientales, et dans quelques parties de l'Asie, et que depuis plusieurs années elle a été observée sur divers points de l'Europe. Pour la France, cette maladie semble être tout-à-fait nouvelle, bien que quelques épidémies qui, à différentes époques, ont désolé ce pays, et dont on possède des descriptions assez imparfaites, semblent avoir assez de rapports avec elle. Entr'autres on peut citer celles auxquelles on a assigné le nom de *peste noire* ou *affreuse*, et de

_____

(*) Quelque incomplette que soit cette description des traits caractéristiques du Cholera-Morbus, elle me paraît néanmoins suffisante pour qu'on puisse à coup sûr distinguer cette maladie de toute autre.

trousse-galant, datant l'une du xive, l'autre du xvie siècle. Si toutefois elle n'est pas entièrement nouvelle pour la France, au moins l'est-elle assurément pour toutes les personnes de notre époque.

Le Cholera sporadique, dont de temps en temps on a occasion d'observer en Europe quelques faits isolés, diffère du Cholera asiatique ou épidémique qui nous occupe ici, par la gravité moindre de ses symptômes, et, le plus souvent encore, par la couleur et l'aspect des matières rejetées au-dehors. Dans le Cholera sporadique elles sont presque constamment vertes, ou d'une nuance approchant plus ou moins de cette couleur.

Dans le Cholera épidémique, au contraire, elles sont claires, presque transparentes, et laissent déposer un sédiment blanchâtre ; tout le monde s'accorde à les comparer à de l'eau dans laquelle on aurait lavé ou fait bouillir du riz.

Agens du Cholera-Morbus.

Jusqu'à présent les agens du Cholera-Morbus semblent avoir échappé aux recherches de ceux qui se sont livrés là dessus à des investigations.

On a pensé que l'air pouvait être vicié. Les analyses qui ont été faites de ce fluide, recueilli sur divers points de la Capitale, n'ont pas permis de douter que sa composition ne fût la même qu'on l'avait toujours trouvée, alors qu'aucune épidémie n'exerçait ses ravages; mais peut-être aussi n'a-t-on pas assez insisté sur ses états électrique et magnétique.

Il y aurait là je crois, pour les physiciens, l'occasion de se livrer à de savantes et utiles expériences.

Tout ce qu'on sait de positif, c'est qu'on l'a vu se développer de préférence là où se trouvaient agglomérées de grandes masses d'individus, pour irradier ensuite vers les points environnans; mais, jusqu'à présent, rien n'a été dit de satisfaisant sur son mode de progression. Il n'est pas démontré qu'il suive ou remonte le cours des fleuves ou rivières.

Il n'y a eu que des théories émises à cet égard; et ce n'est que sur des faits qu'on peut asseoir une opinion certaine.

Tout porte à croire d'ailleurs que le Cholera ne peut pas être transmis par contagion directe. Les faits isolés, que l'on pourrait citer à l'appui d'une opinion contraire, sont en trop petit nombre pour être de quelque valeur, et ne pourrait-on pas leur opposer encore que les individus, qui en sont l'objet, se trouvaient le plus souvent soumis aux mêmes conditions atmosphériques que ceux qui, primitivement atteints, leur auraient pu (suivant l'hypothèse de contagion) communiquer la maladie?

N'a-t-on pas encore, en faveur du principe de la *non contagion*, la déclaration de presque tous les praticiens, et l'observation qui constate que parmi les médecins, élèves, religieuses et infirmiers, qui ont prodigué des soins aux cholériques, et pendant des semaines entières, ont presque constamment vécu avec eux, un très-petit nombre a été atteint, et dans une proportion relative beaucoup moins grande que ceux qui n'avaient ni touché, ni même vu des personnes affectées du Cholera ?

Siége et nature de la maladie.

Comme je n'ai eu ni la prétention ni l'idée de faire une dissertation médicale sur le Cholera-Morbus, je n'aurai que peu de choses à dire à ce sujet.

Ici encore règne une trop grande incertitude, pour que l'on puisse se prononcer d'une manière exclusive.

Le Cholera est-il une inflammation du canal digestif, ou d'une de ses sections, ou une crise qui juge et termine une affection de ce genre, en réagissant *secondairement* sur l'appareil nerveux? ou bien, est-ce une lésion *primitive* du système nerveux qui réagit sur l'appareil digestif?

Il semble, au premier abord, que les recherches sur les cadavres auraient du fixer cette question.

Il n'en est pourtant pas ainsi :

J'ai eu occasion d'assister à de nombreuses autopsies de cholériques, j'en ai fait pour ma part un certain nombre; eh bien, les altérations observées dans divers points du tube intestinal, n'ont été dans la grande majorité des cas, ni assez constantes, ni assez prononcées, pour rendre compte d'une manière satisfaisante, des désordres effrayans observés pendant la vie, ni des causes de la mort.

Souvent on n'a rien trouvé, et, lorsqu'il s'est rencontré quelque chose d'anomale, les lésions étaient presque toujours insuffisantes pour expliquer, d'une manière au moins probable, la gravité et surtout la spontanéité des symptômes.

Je suis donc porté à regarder ces lésions, plutôt comme l'effet, que comme la cause des phénomènes qui ont déterminé la mort.

Ainsi, jusqu'à ce qu'un nouveau jour vienne à être jeté sur ce point, et qu'une série de faits concluans aient suffisamment démontré le contraire (si tant est que cela puisse venir), je me crois fondé à considérer le Cholera-Morbus comme une affection nerveuse, qui, comme toutes les affections de ce genre, semble jouir du privilége de se révéler pendant la vie par des désordres, sans laisser, le plus souvent après la mort, dans les parties qui en ont éte le siége, aucun caractère anatomique appréciable.

Je le regarde donc comme une névrose qui a

son siége dans tout le système du grand sympathique (*).

Une fois posé ce qui vient d'être dit sur le siége du Cholera-Morbus, voyons maintenant en quoi consistent les modifications éprouvées par la muqueuse gastro-intestinale. Est-ce une simple exaltation de sa sécrétion, ou un véritable flux séreux qui s'établit spontanément à sa surface, par suite d'une ségrégation de la partie séreuse d'avec la partie coagulable du sang; ségrégation en vertu de laquelle la partie séreuse exuderait à l'intérieur de l'appareil digestif, pour être incessamment rejetée au-dehors.

J'avoue que j'incline vers cette dernière opinion, surtout d'après ce qui m'a été communiqué par un médecin polonais, avec lequel j'ai eu occasion de m'entretenir à l'Hôtel-Dieu de Paris, et par un praticien distingué de cette même ville, qui a été étudier le Cholera-Morbus

---

(*) On appelle ainsi une partie de l'appareil nerveux qui se distribue à tous les organes intérieurs, et préside à toutes les fonctions de la vie de nutrition. M. le professeur Delpech, de Montpellier, a déjà émis une opinion à peu près analogue à celle-ci, en avançant que le siége du Cholera était dans le plexus soléaire (Dépendance du grand sympathique).

Je prévois les objections que l'on pourra faire à cette opinion : beaucoup de médecins la traiteront d'hérésie; aussi, je ne fais que la consigner ici, me réservant de la soutenir et de la défendre plus tard.

à Varsovie (*). Il résulte des analyses chimi-
ques, faites par lui, des matières rendues par
les cholériques, qu'il y a reconnu la présence
des élémens aqueux du sang, tandis qu'en analy-
sant le sang contenu dans les vaisseaux des cadavres, il y a constaté l'absence de ces mêmes élémens. C'est là ce qui donne au sang, après cette
maladie, la consistance de gelée de groseilles
peu cuite, que tous ceux qui ont fait des autopsies de cholériques ont pu facilement constater, et qui est d'autant plus considérable, que le
malade a éprouvé des déjections plus abondantes et plus répétées.

Je ne sache pas que ces recherches aient été
renouvelées en France. Il me semble qu'elles
présentent pourtant assez d'intérêt, pour avoir
dû piquer la curiosité des chimistes.

Ainsi, en résumé, le Cholera-Morbus me paraît
être : « un flux séreux qui, sous une influence ner-
» veuse, et en vertu de causes jusqu'ici inappré-
» ciables, se fait à la surface de la muqueuse gas-
» tro-intestinale, et tend à priver rapidement le
» sang de l'un de ses élémens constitutifs. »

Causes prédisposantes.

L'observation n'a encore appris jusqu'à présent rien de bien positif à ce sujet. On a vu le
Cholera frapper des personnes jusque-là en par-

(*) M. Foy, auteur d'un excellent traité sur cette
maladie.

faite santé, de même qu'il en a atteint d'autres, débilitées par diverses affections antérieures.

Je crois pourtant avoir remarqué que les sujets d'un tempérament franchement sanguin ont été frappés en moindre nombre.

Quant aux prédispositions d'âge ou de sexe, il est d'observation que le Cholera semble avoir jusqu'à présent sévi avec une violence proportionnelle moindre sur les sujets en-deça de l'âge viril, et atteint les hommes en nombre plus considérable que les femmes, dans le rapport des deux tiers à peu près.

Quoiqu'il en soit, ce que l'on pourrait avancer à cet égard n'étant pas parfaitement démontré, je crois prudent de m'en abstenir : cela ne servirait qu'à jeter l'épouvante dans l'esprit de ceux qui croiraient y retrouver quelque analogie avec leur état, sans être d'ailleurs d'aucune utilité.

Toutes les causes de refroidissement du corps, qui tendent à faire refluer le sang de la périphérie vers le centre, l'habitation d'un lieu bas et humide, où l'air ne se renouvelle que difficilement, où le soleil ne pénètre pas, l'encombrement de plusieurs personnes habitant une même chambre, surtout pendant la nuit, une nourriture malsaine ou insuffisante, de longues contentions d'esprit, une grande fatigue physique, paraissent devoir être classées parmi les principales causes prédisposantes du Cholera-Mor-

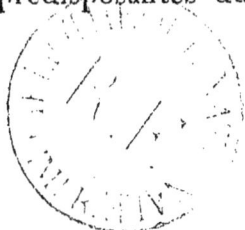

2

bus, en faisant toutefois la part des influences
cholériques qui existent *probablement* dans l'atmosphère.

Causes déterminantes.

Une des plus puissantes causes déterminantes
du Cholera-Morbus, est assurément la terreur :
non-seulement elle favorise le développement
de la maladie ; mais encore celle-ci, une fois dé-
clarée, elle tend considérablement à l'aggraver.

Je citerai à cette occasion, deux exemples
remarquables. Appelé en même temps, le 8 Avril,
à donner des soins à deux malades qui me pré-
sentèrent des phénomènes cholériques à un
degré d'intensité à peu près égal, je trouvai le
premier dans un état de prostration morale ex-
trême : il me prévint d'avance que tout était
inutile, qu'il était perdu : je fis tout pour le
rassurer ; rien ne put dissiper ses terreurs. Il
succomba le lendemain. Pourtant les symptômes
les plus graves avaient cédé à une médication
active ; de plus, c'était un homme sobre, doux,
dans la force de l'âge, n'ayant que peu usé de la
vie, mais d'un caractère pusillanime, et qui,
depuis le commencement de l'épidémie, s'était
frappé de l'idée qu'il y succomberait infailli-
blement.

Le second, au contraire, ancien militaire,
ayant fait plusieurs campagnes, et actuellement
tambour dans la garde nationale, homme soumis

à de fréquentes fatigues, un peu adonné au vin, mais doué d'une grande force morale, n'a jamais cru un instant qu'il eût une affection grave, quoiqu'il offrît des symptômes tout à fait fâcheux. Il regarda constamment sa maladie comme occasionnée par un verre de vin blanc qu'il avait bu le matin.

Il a parfaitement guéri, et pourtant je puis dire qu'il n'a pu recevoir de ceux qui l'entouraient des soins aussi soutenus que le premier.

Il n'est personne qui n'ait été témoin de faits pareils; pour mon compte j'en pourrais citer encore plusieurs.

Les excès de tout genre, les repas trop copieux, l'abus de la bonne chère, des liqueurs fortes doivent être rangés parmi les causes déterminantes de cette maladie. Tout le monde a pu constater l'augmentation dans le nombre des malades qui réclamaient des secours, à chaque commencement de semaine, par suite des libations plus copieuses du dimanche ou du lundi, auxquelles certaines classes de la société sont dans l'usage de se livrer.

Il faut dire la même chose des rapports immodérés entre les deux sexes, des émotions vives, des sentimens de colère, de chagrin, etc., et en un mot de tout ce qui réagit directement sur l'innervation.

A ces causes, je crois devoir joindre encore l'émigration d'un lieu où règne l'épidémie, pour aller en habiter un autre, où elle n'a pas encore éclaté, lorsqu'on est en quelque sorte acclimaté avec elle, et habitué à vivre sous son influence.

Cette émigration est surtout nuisible, si elle a été conseillée par un sentiment de frayeur.

Des divers modes d'action, des influences cholériques (*).

Une fois *l'atmosphère cholérique* fixée sur une localité (qu'on me passe cette expression, je sais bien que rien jusqu'ici ne l'a rigoureusement démontrée; mais, tout ne tend-il pas à la faire admettre?), les personnes les plus prédisposées à contracter la maladie sont les premières attaquées, et les autres successivement après. Mais, de ce qu'un grand nombre n'en sont pas atteintes, je ne crois pas qu'il faille de là conclure qu'elles ne portent pas en elles les principes de la maladie. Je pense seulement que, placées pour la plupart dans des conditions hygiéniques plus favorables, ou douées d'une force coërcitive plus grande, elles trouvent en elles-mêmes, en vertu de leur organisation, les moyens de résister aux influences morbides.

(*) Par influences cholériques, j'entends l'ensemble des conditions tant atmosphériques qu'individuelles, en vertu desquelles le Choléra se déclare et sévit. Les animaux eux-mêmes ne semblent pas à l'abri de ces influences.

Du reste, toutes ne luttent pas contre elles avec un égal avantage; aussi, plus qu'en aucun autre temps, on voit se manifester, pendant l'épidémie, diverses indispositions plus ou moins graves, qui, jusqu'à un certain point, participent un peu des phénomènes cholériques, et ont, avec la maladie régnante, une couleur de confraternité.

Ainsi, chez certaines personnes, c'est un simple état de malaise, un état insolite, sans qu'elles accusent positivement de douleur; chez la plupart, la langue est sale et de couleur violacée à son milieu; chez d'autres, c'est un sentiment de gêne dans la respiration, une faiblesse générale; quelques-unes éprouvent des crampes passagères, ou une lassitude dans tous les membres; chez beaucoup, il survient une diminution notable dans la sécrétion urinaire, les urines sont troubles, et laissent déposer un sédiment épais.

Ailleurs, on observe des douleurs, des pesanteurs de tête, des étourdissemens, un sentiment de plénitude continuelle de l'estomac, avec envies de vomir, mais sans vomissemens. La plupart éprouvent de la diarrhée, de légères coliques, des gargouillemens dans l'abdomen; d'autres au contraire une constipation opiniâtre, (celle-là sont le mieux partagées) sans être pour cela plus gravement affectées, et sans cesser de vaquer à leurs occupations journalières.

Tous ces faits, j'en ai vérifié l'exactitude par

l'observation. J'ai interrogé à ce sujet beaucoup de personnes, et il n'en est que fort peu qui m'aient assuré n'avoir ressenti aucune espèce de malaise.

La prudence exige que pendant le cours de l'épidémie, on ne néglige aucune de ces indispositions, quelque légères qu'elles soient en apparence. Bien que parfois elles restent stationnaires, elles peuvent cependant dégénérer, et comme de faibles soins, le plus souvent purement hygiéniques, suffisent pour les faire disparaître, il y aurait plus que de la négligence à n'y pas porter remède. On arrête aisément à son début une maladie contre laquelle échouera peut-être plus tard la médication la plus active et la mieux combinée. Combien n'ai-je pas eu occasion de rencontrer de personnes qui, placées dans les circonstances les plus favorables pour ne pas contracter le Cholera, l'ont vu se déclarer chez elles, pour avoir, par une bien coupable insouciance, abandonné à eux-mêmes de légers accidens qu'elles auraient pu facilement maîtriser !

Je crois que l'on ne peut trop insister sur de semblables recommandations : elles doivent fixer l'attention de tout le monde, et particulièrement des chefs de famille, qui assumeraient sur eux, en ne s'y conformant pas, toute la responsabilité des malheurs qui pourraient survenir par suite de leur incurie.

Maintenant ce qui me reste à dire sur cette

maladie se rattache trop directement aux sciences médicales, pour que j'entre dans de bien grands détails; je n'ai pas eu l'intention de faire ici un traité *ex professo* sur le Cholera-Morbus, mais bien de donner à ce sujet, pour les gens du monde, quelques considérations sommaires.

Ce que je tâcherai seulement d'exposer d'une manière claire et précise, ce sont les modes d'invasion du Cholera, ses premiers symptômes, et les moyens les plus prompts et les plus propres à enrayer la marche de la maladie, et à l'empêcher de parcourir toutes ses périodes.

De là dépendent toutes les chances de succès.

En s'opposant aux premiers accidens (et j'indiquerai à cet effet les moyens que chacun a facilement à sa disposition, et que l'on peut employer sans danger), on met, dans la majorité des cas, le malade à même d'attendre l'arrivée du médecin, et de recevoir les secours ultérieurs de l'art.

Je croirais ne pas marcher vers le but que je me suis proposé dans ce travail, si j'en agissais autrement, et si, par la ridicule envie de faire ici de la science, j'entassais l'un sur l'autre la série des moyens et des formules que j'ai vu le mieux réussir dans le traitement des périodes les plus avancées du Cholera (*).

_____

(*) On s'accorde à en considérer quatre : 1° Celle d'invasion ou des évacuations ; 2° celle de froid, *et non*

Comme les moyens thérapeutiques sont en tout subordonnés à l'état du malade, et que je ne suis pas de ceux qui préconisent un spécifique contre cette affection, mais qu'au contraire, je pense que, sauf les débuts, la maladie présente, chez chaque sujet, une foule de nuances individuelles que le médecin peut seul apprécier, et qui doivent lui faire modifier le traitement suivant les indications et les tempéramens, je serais plus nuisible qu'utile si on me prenait à la lettre ; car le médicament le plus précieux, dont on retire, dans tel ou tel cas, les plus grands avantages, se changerait en une arme de mort, s'il venait à être manié, pour ainsi dire au hasard, par une main inhabile. Dans cette affection, comme dans toutes les autres, la médecine des symptômes est la seule admissible, et il faut prendre garde de se laisser entraîner par une empirique et souvent funeste routine.

---

plus de simple refroidissement ; 3° celle d'asphyxie ou de réaction, suivant la terminaison que doit avoir la maladie ; 4° la période inflammatoire, et quelquefois adynamique. Tous les soins doivent tendre à faire succéder directement la période de réaction à celle d'invasion. Dans ce cas, on a de très-grandes chances de succès, et alors la terminaison est le plus souvent heureuse.

Divers modes d'invasion du Cholera.

Le Cholera a plusieurs manières de se déclarer.
Chez le plus grand nombre de personnes, son
apparition est précédée, quelques jours à l'a-
vance, d'un ou de plusieurs des symptômes
que j'ai énoncés en parlant des différentes
manières d'agir des *influences cholériques.*

Le plus souvent il succède à une diarrhée
occasionnée par une cause quelconque, presque
toujours par un excès, et que l'on a abandonnée
à elle-même. Chez d'autres, cette diarrhée a
été combattue et guérie, mais le malade, par
indocilité ou par insouciance, commet quelque
écart du régime qui lui était imposé ; et ce
n'est plus un simple dévoiement, mais bien le
Cholera qui se déclare. Rarement il apparaît
chez un individu, excepté pourtant dans les
premiers jours de l'épidémie, sans avoir été
annoncé par quelque malaise. (*)

(*) On a dit dans un journal politique, que souvent
le Cholera était précédé pendant quelques jours, de
l'affection catarrhale désignée sous le nom de *grippe.*
J'ai cherché à approfondir ce fait ; et loin d'en avoir
reconnu l'exactitude, j'ai pu me convaincre, que sauf
quelques cas bien rares, et tout-à-fait exceptionnels,
il n'en a rien été. Au contraire, je crois avoir remarqué
que le plus grand nombre des personnes atteintes d'une

Quelquefois cette indisposition ne date pas
de plusieurs jours, mais bien de quelques
heures seulement, pendant lesquelles le malade
éprouve de la lassitude, des brisures dans les
membres, des tournoiemens, des pesanteurs
de tête, des bourdonnemens, des tintemens
d'oreilles, des éblouissemens, avec une envie
continuelle de vomir, accompagnée de légères
coliques sourdes et de gargouillemens dans le
ventre. Les yeux sont mornes, perdent de leur
aspect brillant, se *cernent*, les pieds et les
mains d'abord, puis bientôt les lèvres et la
langue se refroidissent et prennent une teinte
violette; le malade a le sentiment d'un *grippe-
ment* de toute la face, qui pourtant n'existe
pas encore, puis, surviennent bientôt les vrais
symptômes cholériques. C'est particulièrement
pendant la nuit, ou sur le matin, que le Cholera se déclare. Il y a pourtant de nombreuses
exceptions. J'en ai vu des cas se manifester à
toutes les époques de la journée.

Il peut aussi survenir sans aucun malaise préa-

---

affection aiguë, passagère et peu grave, surtout de l'appareil respiratoire, mais susceptible de déterminer un
mouvement fébrile, n'ont pas éprouvé de phénomènes
cholériques. Peut-être en auraient-elles été exemptes
sans cela : aussi, je ne consigne ce fait que pour répondre
à un autre, capable de donner quelqu'inquiétude aux personnes qui contractent facilement des rhumes.

lable ; le sujet qui jusque-là n'avait accusé aucune douleur, est pris subitement d'un frisson général, de vomissemens copieux, et de selles abondantes, d'abord composées de matières fécales, puis bientôt de matières caractéristiques.

J'ai rencontré quelques sujets chez lesquels la maladie avait débuté de cette manière, qui m'ont dit avoir éprouvé un mouvement spontané dans tout le corps, comme si quelque chose *fondait* tout-à-coup, ou se *détraquait*. (Ce sont leurs propres expressions.)

Symptômes du Cholera.

Quelqu'ait été le mode d'invasion du Cholera, les selles ne tardent pas à prendre les caractères que j'ai énoncés plus haut ; les nausées, et bientôt les vomissemens surviennent. Les matières que le malade rejette sont de nature semblable aux selles. Des crampes se manifestent d'abord dans les mollets, puis bientôt dans les orteils, les bras et les doigts ; le malade tend incessamment à se refroidir : il est en même temps dévoré par une soif ardente qu'il faut tromper, mais non pas satisfaire. Les urines cessent de couler, la voix prend un timbre, un accent particulier, elle est voilée, saccadée, et a reçu le nom de voix *cholérique*.

Tels sont les symptômes qui caractérisent l'invasion du Cholera-Morbus , et se rencontrent dans sa première période. C'est celle où de prompts secours sont de la plus grande urgence. De celle-ci à la troisième , qui est celle d'asphyxie et de mort, il n'y a qu'un pas, et le malade y est rapidement entraîné, en ne faisant qu'effleurer la seconde , si les secours de l'art ne lui sont promptement administrés. Ces premiers soins , tout le monde est à même de les donner, chacun en possède sous la main les élémens, il s'agit simplement d'en savoir faire usage.

Deux grandes indications se présentent à remplir. La première est de rappeler à la peau , par tous les moyens possibles, le sang, et par conséquent la chaleur qui tend à se concentrer vers les organes intérieurs, et à les congestionner.

La seconde consiste à modérer l'abondance des évacuations.

La première de ces indications est un des grands auxiliaires de la seconde; et , si toutes deux sont remplies à temps, chez beaucoup de sujets, les accidens en sont bornés à ceux que j'ai énoncés ; le reste du traitement ne consiste plus que dans des soins hygiéniques.

Nous allons indiquer, en parlant du traitement, les moyens de remplir l'une et l'autre de ces indications. Pour ce qui est des autres

périodes de la maladie, je me suis borné à les
énoncer, je ne m'y arrêterai pas davantage.

Marche du Cholera.

Elle est en général aiguë et très-rapide; c'est
une des maladies qui parcourent toutes leurs
phases avec le plus de promptitude.

Durée du Cholera.

Ordinairement, la durée de l'affection elle-
même est très-courte. Dans la plupart des cas,
quelques heures suffisent pour juger la maladie.

Il n'en est pas de même de la convalescence,
qui ne marche qu'avec une certaine lenteur,
et réclame de grandes précautions, et la stricte
observation des mesures hygiéniques les plus
sévères.

Terminaison du Cholera.

Quelque douloureux qu'il soit de l'avouer,
la terminaison du Cholera-Morbus est souvent
funeste.

Elle est funeste surtout s'il y a réunion de
tous les symptômes que j'ai énoncés, si leur
invasion a été brusque, s'ils se sont, en peu
d'instans, en quelque sorte groupés les uns sur
les autres, et si des secours énergiques n'ont
pas été apportés à temps.

Une chose qui pourtant doit rassurer les

esprits, c'est que toutes les personnes qui en sont atteintes, ne le sont pas avec une intensité égale, et que, chez le plus grand nombre, la maladié se borne à quelques-uns de ses symptômes. C'est ce qui constitue cette variété à laquelle plusieurs praticiens ont assigné le nom de Cholera benin, de Cholérine; mais je ne saurais trop le répéter, abandonnée à elle-même, la Cholérine se transforme en Cholera.

Dans ce cas, la maladie a le plus souvent une terminaison heureuse, surtout si le malade, doué de courage, sait en quelque sorte se raidir contre les effets du mal.

Pronostic.

On voit, par ce qui vient d'être dit, que le pronostic du Cholera-Morbus est grave. Il l'est d'autant plus, que l'épidémie est à son commencement, ou que la maladie est survenue spontanément, et sans avoir été précédée ni annoncée par aucun symptôme préalable. Heureusement ces cas sont les plus rares.

Traitement.

S'il est des maladies avec lesquelles on peut temporiser, le Cholera-Morbus n'est assurément pas de ce nombre; aussi je ne suis pas de l'avis de ceux qui croient que l'on peut se borner à une médecine expectante.

Je vais maintenant énumérer les moyens les

plus propres à s'opposer à la maladie dès son invasion, suivant les divers aspects sous lesquels elle peut se présenter.

J'ai dit qu'il existait deux grandes indications à remplir.

1° Rappeler le sang à la périphérie.

2° Modérer l'abondance des évacuations.

J'ai dit aussi qu'en remplissant la première, on arrivait insensiblement à la seconde. Dans ce but :

Premier cas. Sitôt qu'une personne éprouvera quelques-uns des symptômes du Choléra, sans vomissemens pourtant, il faut immédiatement la mettre au lit, que l'on aura préalablement bassiné, la bien couvrir, sans pourtant trop la surcharger, et tâcher de provoquer la transpiration. A cet effet, on lui fera prendre une tasse d'une infusion sucrée de thé, ou de tilleul, ou de camomille, ou de mélisse, ou de feuilles d'oranger, ou de fleurs de sureau, ou même d'eau simple bien chaude. Si on s'apercevait que, malgré ces moyens, le refroidissement fît des progrès, on administrerait un verre de vin chaud bien sucré, coupé avec moitié eau, et aromatisé avec de la canelle, ou bien un verre d'eau sucrée chaude, ou de café léger, dans lequel on ajouterait deux ou trois cuillerées d'eau-de-vie, et un peu de jus de citron, si l'on en a à sa disposition ; on répétera cette boisson deux ou trois fois, à un quart d'heure d'intervalle.

En même temps on fera, avec des morceaux
de flanelle, et en découvrant le moins possible
le lit du malade, des frictions sèches et vigou-
reuses, sur le ventre, l'estomac, les jambes, les
pieds, les bras et les mains, en les répétant
d'autant plus fréquemment que les crampes
viendraient à se manifester, et sur les parties
où elles se manifesteraient : ces frictions pour-
ront également être faites avec une brosse
douce; pourtant j'accorde la préférence à la
flanelle un peu rude.

Il ne faut pas que les personnes qui donnent
des soins au malade se rebutent, si elles voient
la chaleur ne revenir qu'avec peine; elles doivent au contraire redoubler d'efforts et de zèle,
et ne pas craindre d'exciter un peu vivement
la peau.

Cette opération terminée, et avant de la
renouveler, on approchera des parties du corps
qui seraient le plus refroidies, des briques ou
des fers à repasser chauffés, ou des boules
d'étain, ou des bouteilles de grès remplies d'eau
chaude; mais il est bon de n'employer ce moyen
que comme secondaire, et après avoir activé
préalablement, à l'aide des frictions sèches, les
fonctions de la peau.

On donnera en même temps, pour combattre
le dévoiement, d'heure en heure un demi-lave-
ment avec de la décoction de tête de pavot et
d'amidon, ou l'une ou l'autre seulement de ces

substances, ou avec la décoction de graine dé
lin, ou de racine de guimauve, dans laquelle
on ajoutera de 4 à 6 gouttes de laudanum de
Sydenham, si l'on en a à sa disposition.

Deuxième cas. Si le malade, au contraire,
éprouve des vomissemens, ou même de violentes
nausées, il ne faudra lui donner aucune boisson.
On se bornera aux lavemens et aux frictions.
Tout ce qu'on pourrra lui permettre, ce sera
une petite cuillerée à café d'eau froide sucrée,
dans laquelle on ajoutera 2 ou 3 gouttes de
laudanum, ou mieux, il faudra lui donner
un quartier d'orange, ou un petit morceau de
glace à sucer, pour tromper sa soif, et *seulement* dans le cas où il le demanderait avec
instance.

Encore ne faudra-t-il les lui accorder qu'à des
intervalles assez éloignés les uns des autres.

Troisième cas. Si les accidens ne s'amendaient
pas, si les déjections et les vomissemens ne
se modéraient pas sous l'influence de ce premier
traitement, et, surtout, si le malade n'entrait
pas en transpiration, on aura alors recours à
l'emploi des sinapismes (*), dont on envelop-
pera les membres inférieurs et supérieurs du

_____

(*) On les prépare en délayant, avec de l'eau chaude,
de la farine de moutarde, et on les applique à nu, et un
peu chauds.

malade, on en recouvrira aussi la poitrine et l'abdomen; et on les laissera appliqués, jusqu'à ce que le sujet ne puisse plus en supporter l'effet.

Il faudra alors les ôter, et y susbtituer des cataplasmes émolliens, légers et bien chauds; (ceux de farine de graine de lin sont préférables à tous autres) ou simplement essuyer le malade, et se contenter de l'application de linges chauds, sur ces mêmes parties.

Il est un moyen qui je crois peut remplacer avec un avantage égal les sinapismes : je l'indique ici pour les personnes qui, soit par leur éloignement d'une pharmacie, ou par toute autre raison, ne pourraient les mettre en usage, c'est l'urtication (*). Je n'ai eu l'occasion de la voir employer qu'une seule fois, mais avec le plus grand succès, et je ne mets aucunement en doute qu'elle ne dût réussir dans un bien grand nombre de cas.

C'est un moyen douloureux, je le sais; mais n'est-on pas encore trop heureux si, par lui, on doit atteindre le but qu'on se propose.

Une fois cette opération pratiquée, il faut

(*) Elle se pratique en fouettant légèrement avec des orties, les membres, la poitrine, et l'abdomen du malade, jusqu'à ce que la peau soit fortement rougie, ce qui ne tarde pas du reste à arriver.

recouvrir le malade, et approcher de lui les briques ou fers à repasser chauds, dont j'ai parlé, et agir du reste comme il a été dit plus haut (*).

Telle est la série des moyens que je crois les meilleurs et les plus efficaces à opposer à la première période du Choléra; ce sont ceux que j'emploierais de conviction (et cette conviction je la tiens de l'expérience), si j'étais appelé à traiter les personnes qui me sont les plus chères. Ce sont ceux que je voudrais que l'on mît en usage pour moi-même.

Je les résume en deux mots, en les classant par ordre :

1° S'il n'y a pas de vomissemens, mais seulement des crampes, de la diarrhée et du refroidissement, etc. : *Coucher le malade dans un lit chaud, boissons chaudes et légèrement excitantes, frictions sèches, chaleur artificielle, demi-lavemens.*

2° S'il y a vomissemens, ou violentes nausées: *Abstinence de toute boisson, ou administration en très-petite quantité; quartier d'orange, ou*

_____

(*) Je suis bien éloigné de proscrire l'emploi de la saignée dans *quelques cas* de débuts *surtout brusques*, du Choléra. Mais comme il faut toute la prudence d'un homme de l'art, pour juger de son opportunité, et pour la pratiquer à temps, j'ai cru devoir ne pas en parler, m'étant imposé la loi de ne donner que des préceptes que tout le monde pourra mettre en usage sans danger.

*glace à sucer; frictions sèches, chaleur artifi-
cielle, demi-lavemens.*

3° Si les symptômes s'aggravent : *Abstinence
de toute boisson, ou administration en très-petite
quantité ; sinapismes, ou urtication ; chaleur
artificielle, demi-lavemens.*

Il me semble inutile de recommander ici
qu'il ne faut, alors même que le malade le dési-
rerait, lui permettre quelqu'aliment que ce soit.

Tous ces premiers soins étant donnés à temps,
le plus souvent l'affection a une heureuse issue,
et le sujet passe de la période d'invasion à celle
de réaction, sans parcourir celles de froid et
d'asphyxie, qui sont assurément les plus dange-
reuses, et celles dans lesquelles succombent le
plus de cholériques.

Une fois cette période arrivée, et on la re-
connaît à ce que les évacuations ont cessé, ou
n'ont plus lieu que légèrement et à des dis-
tances éloignées, le malade recommence quelquefois à uriner (*), le visage reprend peu à
peu son aspect, sauf les yeux qui restent long-
temps caves ; la peau devient rouge, brûlante,
et se couvre de sueur ; en un mot, un violent
accès de fièvre se manifeste ; il faut arrêter tout

(*) Un moyen qui m'a réussi quelquefois pour faciliter
l'émission des urines, est de recouvrir les parties géni-
tales et le bas ventre d'un large cataplasme de farine de
graine de lin et de feuilles de pariétaire.

le traitement ci-dessus indiqué, se borner à donner de temps en temps de petits morceaux de
glace à sucer, et remplacer les boissons stimu-
lantes par une infusion légère de fleurs de mauve
ou de violette, ou une décoction d'orge, qu'on
fera boire chaude, et en petite quantité.

Mais j'arrête ici l'énumération des moyens
à employer. C'est alors que le médecin est surtout indispensable pour modérer les effets de
la réaction, qui peuvent être trop vifs, et leur
imprimer une marche convenable.

Ici je termine les considérations sommaires
que je désirais présenter sur le Cholera-Morbus
et sur sa première période.

Le devoir que je m'étais imposé d'être concis
et intelligible pour tous, et surtout le manque
de temps, m'ont souvent empêché de donner
à certains points un développement aussi long
que je l'aurais désiré.

Je ne saurais trop redire d'ailleurs que ce
n'est pas un traité complet que j'ai prétendu
mettre au jour; j'avais, pour mon propre usage,
recueilli quelques notes; je ne comptais guère
leur faire jamais l'honneur de la publicité; mais
voyant l'épidémie s'étendre vers les provinces,
l'idée qu'elles pourraient devenir de quelqu'utilité m'a seule engagé à le faire : c'est dans
ce but que je les ai rédigées à la hâte, en rec-
tifiant ce qu'elles avaient de trop imparfait;
heureux si j'ai pu y parvenir.

Moyens prophylactiques du Cholera-Morbus.

Ces moyens sont tous purement hygiéniques, et consistent surtout, la plupart, dans de simples soins de propreté.

Il faut éviter, autant que possible, l'habitation d'un lieu humide, d'une chambre sombre, mal aérée, où l'air ne se renouvelle qu'avec peine, où les rayons solaires ne pénètrent que difficilement ; ne pas coucher en grand nombre dans un même appartement, surtout s'il est peu spacieux et dans les conditions que je viens d'énoncer.

Il faut chaque jour renouveler l'air dans les habitations ; les fenêtres, de celles surtout qui seront exposées au soleil, devront rester ouvertes tant qu'il pourra y plonger. On aura soin de les fermer si le temps devenait humide et lorsque le soir arrive.

Pour les logemens qui n'offriraient pas cet avantage, il sera bon d'y allumer chaque matin un peu de feu ; celui que l'on entretiendrait avec le charbon de terre me paraît convenir (*).

On évitera, surtout pendant tout le temps

(*) Je pense que, comme moyen d'assainissement général, on retirerait quelques avantages de feux allu-

du Cholera, de laver à grande eau les appar-
temens.

S'il y avait dans le voisinage des plombs,
égoûts ou ruisseaux stagnans, on aura soin d'y

---

més sur divers points, particulièrement là où l'air cir-
cule le plus difficilement, et de les entretenir pendant
quelques instans de la journée, avec des plantes aroma-
tiques, du goudron, du charbon de terre, des matières
bitumineuses, etc. On peut juger du bon effet que pro-
duiraient de semblables fumigations, par le peu d'intensité avec laquelle le Cholera a frappé l'Angleterre, où le
chauffage se fait avec le charbon de terre, et l'éclairage
par le gaz, et par le peu de ravages qu'a exercé l'épidémie à Paris, dans les passages et quartiers éclairés par
le même procédé. Tout le monde sait comment se prépare le gaz pour l'éclairage, et on ne peut attribuer ces
effets salutaires, qu'au dégagement des diverses vapeurs
qui ont lieu pendant la combustion du charbon de terre
ou de ses produits.

En contestant même le bénéfice de leurs émanations
sulfureuses et autres, qui je crois conviennent, elles
auraient au moins l'avantage d'opérer dans les couches
atmosphériques, un déplacement qui nécessairement
doit, en les divisant, modifier leur état électro-magné-
tique.

Je dirai la même chose des détonations d'artillerie qui
ont aussi été proposées dans le même but, et qu'un
corps savant, auquel on avait soumis ce projet, a rejeté
comme un *enfantillage*.

Quant à l'emploi des feux, comme moyen d'assainissement en grand, on pourrait au moins, en petit, le
mettre en usage dans les maisons particulières.

entretenir, par quelque moyen que ce soit, la plus grande propreté possible.

Dans les cours étroites, ordinairement sales et difficiles à nettoyer, on devra faire de temps en temps des aspersions d'eau chlorurée, surtout s'il s'en dégage habituellement quelque mauvaise odeur.

Pour les autres soins hygiéniques, qui ont plus directement rapport aux individus eux-mêmes, ils consistent dans les suivans :

Éviter, autant que possible, l'air frais du matin et du soir et toutes les causes qui pourraient amener le refroidissement du corps, et surtout des membres inférieurs et de l'abdomen.

À cet effet, je recommande l'usage des vêtemens chauds, d'étoffes de laine sur la peau; il sera bon d'en revêtir tout le corps, et que le côté qui est en contact avec lui soit un peu rude. Ceux qui répugneraient à cette précaution, ou ne pourraient la mettre en pratique, devront au moins porter sur le ventre une ceinture de flanelle, et ne pas la quitter pendant la nuit.

Plus qu'en tout autre temps, les soins de propreté devront être rigoureusement observés.

À cet effet, les bains généraux seront pris une fois par semaine; il sera bon d'y ajouter, par bain, une certaine quantité de sel commun (deux à trois livres, à peu près), pour exciter un peu les fonctions de la peau. Dans le même but, un bain d'eau de savon ou de Barège, pris de temps à autre, sera profitable.

Il faut changer, plus fréquemment que de coutume, le linge du corps et les draps, surtout si l'on a transpiré, et, s'ils conservaient un peu d'humidité, ou au moins ne s'en servir qu'après les avoir bien fait sécher.

Il sera bon de ne pas porter long-temps les mêmes vêtemens, et de les exposer au soleil avant de les reprendre.

Il faudra éviter de trop grandes fatigues de corps et des contentions d'esprit prolongées ; mais tomber dans un excès contraire, serait plus nuisible qu'utile.

Il est nécessaire de prendre chaque jour un exercice modéré, et de rechercher des distractions. Il faut fuir les occasions de colère, les émotions morales vives, surtout si elles sont tristes, éviter, autant que possible, la vue des cholériques, penser à l'épidémie et s'en entretenir le moins que l'on pourra (*), s'abstenir

---

(*) Une dame avait, à cette occasion, apposé sur la porte de son salon l'affiche suivante : «Ici l'on peut parler de tout, excepté de l'épidémie régnante. Quiconque amènera la conversation sur ce sujet, sera passible d'une amende de 5o centimes, au profit des indigens qu'à frappé le fléau. »

J'ai cru devoir taire ici le nom de cette personne, mais je n'ai pu résister au désir de rapporter ce fait, de tous excès vénériens, et même de communications sexuelles réitérées; cette recommandation n'est certainement pas déplacée : j'ai interrogé plusieurs malades, qui m'ont avoué que le Cholera s'était déclaré chez eux sous l'influence d'une pareille cause.

La manière de se nourrir doit aussi être prise en grande considération (*).

Pour alimens, on fera principalement usage de viandes faites, telles que celles de bœuf, de mouton, de poulet, de dinde, rôties ou bouillies, et suffisamment cuites; on s'abtiendra de ragoûts et de tous mets salés et épicés. Le riz, la semoule, les œufs, et en un mot toutes les substances qui offrent, sous peu de volume, beaucoup de pricipes nutritifs, seront recherchées de préférence.

---

comme un hommage public que je me plais à rendre à l'aimable et spirituelle originalité qui caractérise chacune de ses idées, et au sentiment de bienfaisance qui préside à toutes ses actions.

(*) Ces conseils ne s'adressent qu'aux personnes qui jouissent d'une bonne santé, et ne peuvent s'étendre à celles auxquelles un régime a été imposé par leur médecin, pour une affection quelconque.

La crainte de l'épidémie, qui bien probablement ne les atteindra pas, ne doit pas les faire s'exposer à aggraver les symptômes de la maladie pour laquelle elles sont déjà en traitement.

Par la même raison, on évitera les crudités
de toute espèce, telles que salades, radis, etc.,
les fruits crus, surtout ceux qui seraient acides
et peu mûrs, comme les groseilles, les cerises,
pommes, grenades; ou aqueux et froids, tels
que les concombres ; melons, pêches, etc. Les
légumes frais ne conviennent aussi que peu,
surtout si l'on en fait son unique nourriture.
Les légumes secs, au contraire, mais réduits en
purée, son recommandés.

Les fruits confits au vinaigre, la moutarde,
les marinades de toute espèce, seront proscrites
comme devant trop stimuler l'estomac. On s'abs-
tiendra également de toutes préparations lai-
teuses chaudes ou froides, telsque café, chocolat
au lait, surtout si on n'y est pas habitué, et si
on n'en fait usage que dans la vue de rendre les
selles plus faciles. Lemiel, la mélasse, etc., pris
dans le même but, doivent être pendant tout
le temps de l'épidémie, rejetés de l'alimen-
tation.

Le choix des boissons mérite aussi une attention
particulière. Il faut s'abstenir de toutes celles
qui ne seraient pas suffisamment fermentées,
telles que le vin, le cidre nouveau, ou par
trop acides, telles que les mêmes boissons trop
anciennes, ou détériorées. L'eau rougie, ou
l'eau simple, mais de bonne qualité, et pour les
personnes qui y sont accoutumées, seront les
boissons les plus convenables pendant le repas.

Il faudra s'abstenir de bière , de liqueurs
alcooliques, surtout à jeun, et, dans le cas où
pendant le jour, on serait tourmenté par la
soif, le meilleur moyen de l'étancher, sera l'eau
sucrée, avec addition par verre, d'une ou deux
petites cuillerées à café d'eau-de-vie. Les personnes accoutumées au café devront ne pas le sus-
pendre; je les invite seulement à en faire un
usage ou moins fréquent, ou moins copieux, et
de le cesser à la moindre indisposition ; la même
recommandation s'étend aussi aux vins géné-
reux, tels que le Madère , le Malaga, l'Alicante,
les vins vieux de Bourgogne ; ce sont les seuls
qui soient permis. Leur emploi est bon après le
repas, et même dans le courant de la journée ,
mais il faut en user d'une manière très-modérée.
Au nombre des substances et préparations dont
je recommande l'abstinence d'une manière tout-
à-fait spéciale , je place assurément en première
ligne, tous les médicamens d'un usage interne
que débite le charlatanisme , comme *préservatifs* du Cholera-Morbus.

Il n'est pas de spécifique qui puisse pré-
munir contre cette maladie, et tous ceux qu'on
décore de ce titre pompeux, ne peuvent être
qu'inutiles, alors même qu'ils ne sont pas nui-
sibles.

D'après l'énumération des principaux moyens
préservatifs du Cholera-Morbus, que je viens
de faire, les personnes habituellement sobres ,

et accoutumées aux soins journaliers de propreté, peuvent voir qu'elles n'auront que
bien peu de choses à changer à leur manière
de vivre. Aussi ont-elles de grandes chances
en leur faveur, pour ne pas être atteintes de
l'épidémie. Cette assurance doit les tranquilliser,
persuadées d'ailleurs qu'elles doivent-être, que,
quelque terrible que soit le fléau, il l'est bien
plus encore par l'inquiétude qu'il répand dans
les esprits, que par la manière dont il a sévi,
jusqu'à ce jour, dans tous les lieux où on l'a vu
éclater.

Malgré l'observation des mesures hygiéniques
que l'on doit exécuter, surtout pendant la durée de l'épidémie, s'il survenait chez quelque
sujet, quelques-uns des phénomènes morbides
que j'ai énoncés en parlant des divers modes
d'action des *influences cholériques,* il faudrait
sans balancer y apporter remède.

Dans le plus grand nombre des cas, s'il n'y a
que des vertiges, de la pesanteur de tête, un
malaise général, une somnolence continuelle,
ces légers accidens céderont à quelques bains
de pied, à une diète de quelques jours, à l'u-
sage de quelques tasses, dans la journée, d'une
infusion légère de camomille ou de tilleul, ou
à une saignée générale.

Si la peau était douloureuse, si de légères crampes ou brisures se manifestaient dans les membres, il faudrait y pratiquer devant un feu clair, des frictions avec de la flanelle imbibée d'eau de Cologne ou d'eau-de-vie camphrée.

Si les fonctions digestives étaient troublées, qu'il y eût une diminution notable de l'appétit, de légères coliques, des gargouillemens de ventre, avec ou sans diarrhée, et que, de la pesanteur de tête, des éblouissemens existassent, la diète, l'application de quelques sangsues à l'anus, en nombre proportionné à l'âge et à la force des sujets, et l'eau de Seltz pour boisson, sont les moyens qui m'ont paru, jusqu'à-présent, presque constamment réussir en pareil cas.

S'il y avait de la diarrhée, on y joindrait l'usage de lavemens avec la décoction de graine de lin et de tête de pavot, ou d'eau amidonnée; et la décoction de riz gommée édulcorée avec le sirop de coings, ou celui de grande consoude pour boisson.

Dans le cas, au contraire, où l'indisposition consisterait dans une constipation non habituelle, je serais d'avis de ne rien tenter pour la faire cesser, à moins qu'elle n'entraînât après elle d'autres accidens, tels que des maux de tête, des douleurs abdominales; on la combattrait alors, par quelques lavemens avec la décoction de graine de lin ou de tête de pavot, ou mieux, avec la décoction de ces deux substances.

Je recommande particulièrement aux personnes qui ont l'habitude de faire un usage plus ou moins fréquent de ces panacées universelles, connues sous les noms de médecine Leroy, toni-purgatifs, etc., ou autres de ce genre, sous quelque forme qu'elles soient présentées, de les répudier entièrement, au moins pendant tout le temps de l'épidémie.

Je ferai la même recommandation à celles qui ont coutume de prendre, de leur propre avis, des purgatifs ou des vomitifs dont elles croient quelquefois avoir besoin.

Qu'elles ne le fassent pas, au moins sans qu'un médecin n'en ait jugé la nécessité, et ne le leur ait formellement prescrit.

J'ai vu de pareils abus suivis de si tristes effets, que je me crois obligé de les signaler ici, pour tâcher de les prévenir.

———✳———

PARIS. IMPRIMERIE DE LEBÈGUE, RUE DES NOYERS, N° 8.